ANATOMIE CLASTIQUE DU DOCTEUR **AUZOUX.**

PLACE DE L'ÉCOLE-DE-MÉDECINE,

Rue Antoine-Dubois, 2. PARIS.

TABLEAU SYNOPTIQUE

DE L'HOMME CLASTIQUE

COMPLET.

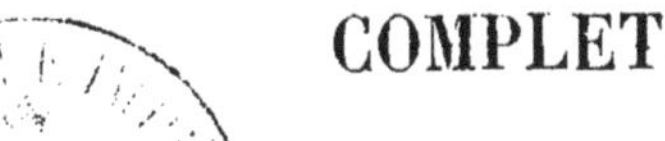

Édition de 1857 (1).

☞ 1. M. occipito-frontal confondu avec l'orbiculaire des paupières.

(Entraine le cuir chevelu alternativement en avant et en arrière.)

Pour opérer le déplacement de ce muscle, faites glisser l'extrémité de la spatule sous l'anneau près duquel se trouve le n° 1 et ***enlevez.***

a, **Faisceau frontal.**
b, — occipital.
c, **Aponévrose épicrânienne.**
d, **M. orbiculaire des paupières.**
e, **Ouverture palpébrale.**
f, **Angle interne.**
g, **Caroncule lacrymale.**
h, **Angle externe.**
i, **Points lacrymaux.**
k, **Glandes de Méibomius.**
l, **Terminaison de la branche antérieure de l'artère temporale superficielle.**
m, Rameaux palpébraux.
n, Terminaison de la branche postérieure.
o, **Artère occipitale.**
p, **Veine frontale ou préparate.**
q, Veine angulaire.
r, — palpébrale.
s, Branche s'anastomosant avec l'ophthalmique.
t, **Veine dorsale du nez.**
u, Anastomoses des veines frontales, temporales et occipitales.
v, Filets de terminaison du N. maxillaire supérieur.
x, Terminaison de la branche externe du N. nasal.
y, — de la branche interne du N. frontal.
z, — de la branche externe du même nerf.
aa, Filets du nerf facial.

(1) Dans les éditions de 1825, de 1830 et de 1841, on trouve 130 numéros d'ordre et 1700 objets de details; dans cette nouvelle édition, 92 numeros d'ordre seulement et 1750 numéros de détails.

Les muscles, généralement très-petits, et très-exposés à s'égarer, auxquels correspondent les 38 numeros manquants, sont vus en place sans aucun préjudice pour les details sous-jacents. Cette modification a été faite dans le but de rendre plus facile le maniement de ces preparations.

bb, Du nerf oriculo-temporal.
cc, Filets du N. auriculaire de la septième paire.
dd, — venant de la branche mastoïdienne.
ee, Filets occipitaux de la branche postérieure de la deuxième paire cervicale.
ff, — de la branche postérieure de la troisième paire cervicale.

☞ 2. M. masseter.

Zygomato-maxillaire.

(Élévateur de la mâchoire inférieure.)

a, Portion de l'os maxillaire inférieur.
b, Apophyse coronoïde.
c, Arcade zygomatique.
d, Artère transversale de la face.
e, — massetérine.
f, Rameau orbitaire de l'art. temporale
g, Nerf massetérin.
h, Filets orbitaires du facial.
i, — sous-orbitaires.
k, — buccaux.
l, — mentonniers.

☞ 3. M. temporal.

Temporo-maxillaire.

(Élévateur de la mâchoire inférieure.)

a, Artère temporale superficielle.
b, Branche antérieure.
c, — postérieure.
d, A. temporale moyenne.
e, V. temporale superficielle.
f, Filets temporaux de la septième paire.
g, — de terminaison du nerf auriculo-temporal.
h, Filet du temporal profond.

☞ 4. M. de la face réunis.

Quatre pointes fixent cette pièce; faites glisser la spatule sous le n° 4, et enlevez.

a, M. labial supérieur.
b, — labial inférieur.
c, — releveur commun de l'aile du nez et de la lèvre supérieure.
d, — myrtiforme.
e, — releveur propre de la lèvre supérieure.
f, — canin.
g, — petit zygomatique.
h, — grand zygomatique.
i, — buccinateur.
k, — triangulaire des lèvres.
l, — carré ou abaisseur de la lèvre inférieure.
m, — houppe du menton.
n, Portion de la peau des lèvres.
o, — Glandes labiales.
p, — Artère faciale.
q, — Rameau musculaire.
r, — Artère labiale inférieure
s, Artère labiale supérieure.
t, Rameau de la sous-cloison.
u, Artère dorsale du nez.
v, Rameau s'anastomosant avec la transversale de la face,
x, Terminaison de l'artère buccale.
y, Veine maxillaire externe.
z, — labiale.
aa, Terminaison du nerf maxillaire supérieure.
bb, Filets nasaux.
cc, — labiaux.
dd, — sous-orbitaires de la septième paire.
ee, — labiaux.
ff, — mentonniers.
gg, — mentonniers du N. dentaire inférieur.

INSTRUCTION. — Un *numéro d'ordre*, accompagné de ce ☞, indique que la pièce sur laquelle il est fixé est susceptible d'être détachée ; des numéros plus petits, ou des lettres alphabétiques, indiquent les détails.

Le plus ordinairement chaque pièce est maintenue en place par une pointe droite et une pointe courbe, dont est garnie chaque extrémité.

Le *numéro d'ordre* est toujours fixé sur l'extrémité à laquelle correspond la pointe courbe ; il sert à indiquer : 1° l'ordre dans lequel doit s'opérer l'enlèvement des pièces ; 2° le point par lequel il faut commencer le déplacement.

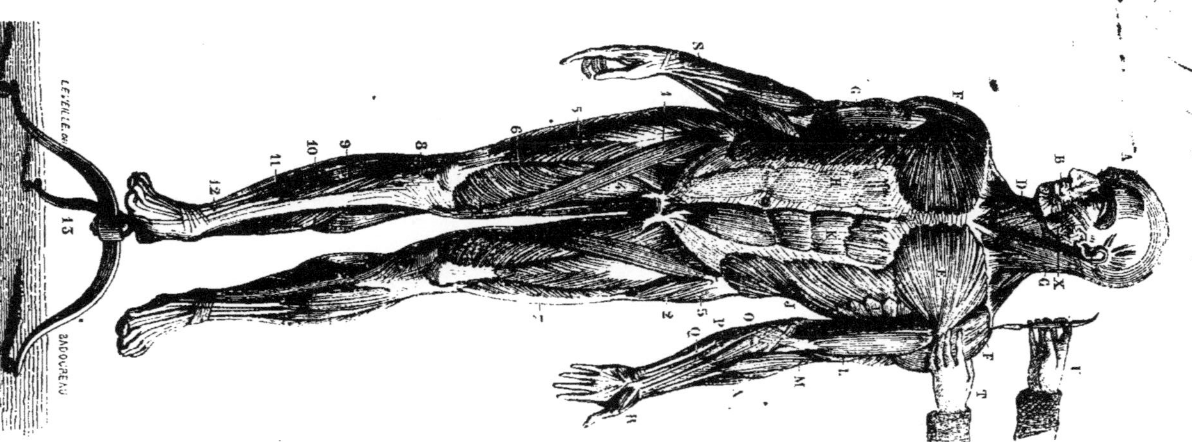

HOMME CLASTIQUE

DU DOCTEUR AUZOUX.

POUR OPÉRER LE DÉPLACEMENT de chacune de ces pièces, il suffit de glisser la spatule sous le numéro d'ordre, d'attirer l'organe à soi pour dégager la pointe courbe, et de le porter de bas en haut ou de haut en bas pour dégager la pointe droite.

POUR LES REMETTRE EN PLACE, il faut d'abord ranger les pièces par ordre de numéro, et procéder à leur replacement en prenant le numéro le plus élevé, et procédant ainsi successivement jusqu'au n° 1.

Un numéro correspondant à celui que porte la pièce se trouve près du trou qui doit recevoir la pointe courbe.

☞ 5. M. sterno-cléido-mastoïdien.

Sterno-mastoïdien.

(Fléchisseur et rotateur de la tête.)

Une pointe courbe dirigée de dedans en dehors fixe l'extrémité inférieure de ce muscle; portez cette extrémité sur celle du côté opposé.

a, Portion claviculaire.
b, — sternale.
c, Rameau fourni par l'artère thyroïdienne supérieure.
d, — sterno-mastoïdien supérieur fourni par l'artère occipitale.
e, Veine occipitale superficielle.
f, — jugulaire externe.
g, Nerf mastoïdien.
h, — auriculaire.
i, — cervical superficiel.
k, — sus-claviculaire
l, — accessoire de Willis, traversant des fibres de ce muscle.
m, Filets du précédent se distribuant à ce muscle.

☞ 6. M. sterno et omo-hyoïdien et sterno-thyroïdien gauche.

(Abaisse le larynx.)

a, Veine jugulaire antérieure.
b, Filets de l'anastomose de la branche descendante du grand hypoglose avec la branche descendante interne du plexus cervical.

☞ 7. M. sterno-mastoïdien droit.

☞ 8. M. sterno et omo-hyoïdien et sterno-thyroïdien droit.

☞ 9. Deltoïde.

Sous-acromio-huméral.

(Porte le bras en haut et en dehors.)

a, Rameau deltoïdien venant de l'artère acromiale.
b, Veine céphalique.
c, Anastomoses des veines sous-cutanées.
d, Rameaux cutanés de l'épaule.
e, — deltoïdiens.

☞ 10. M. grand pectoral.

Sterno-huméral.

(Porte le bras en avant.)

a, Rameau fourni par l'artère thoracique supérieure.
b, — interne du nerf thoracique antérieur se distribuant à ce muscle.
c, Filets venant de l'anastomose du rameau externe du nerf précédent avec le thoracique postérieur.
d, Filets mammaires venant des branches perforantes des troisième, quatrième et cinquième nerfs intercostaux.
e, Terminaison des rameaux sus-claviculaires.

☞ 11. M. petit pectoral.

Costo-coracoïdien.

(Abaisse l'épaule et élève les côtes.)

a, Artère thoracique supérieure.
b, Rameaux provenant de l'anastomose du rameau externe du nerf thoracique antérieur avec le nerf thoracique postérieur.

☞ 12. M. trapèze.

Dorso-sus-acromien.

(Porte l'épaule en haut et en arrière.)

a, Rameau du nerf accessoire de Willis.
b, Filets des branches postérieures des paires cervicales et dorsales.

☞ 13. M. angulaire.

Trachélo-scapulaire.

(Élève l'angle supérieur de l'omoplate, abaisse l'épaule.)

a, Rameau fourni par l'artère cervicale transverse.
b, Branches de l'accessoire de Willis allant au M. trapèze.
c, Nerf de ce muscle fourni par le plexus cervical.
d, — du rhomboïde fourni par le plexus cervical.

☞ 14. M. triceps brachial.

Scapulo-huméro-olécrânien.

(Étend l'avant-bras sur le bras.)

a, Portion externe.
b, — moyenne.
c, — interne.
d, Artère collatérale interne.
e, Rameau superficiel du vaste interne.
f, — de l'artère collatérale externe.
g, Branches collatérales des veines basiliques et céphaliques.
h, Filets nerveux venant de l'axillaire.
i, Nerf cubital.
k, Filets du N. brachial cutané interne.
l, Rameau cutané interne du N. radial.
m, — cutané externe.
n, N. du vaste interne.
o, — de la portion moyenne.
p, — du vaste externe.

☞ 15. M. de la fosse sous-épineuse.

Grand et petit sus-scapulo-trochitérien.

(Rotateur du bras en dehors.)

a, M. sous-épineux.
b, — petit rond.
c, Rameau fourni par l'artère scapulaire externe.
d, Filets du N. scapulaire supérieur.
e, — du nerf axillaire.

☞ 16. M. grand dorsal.

Lombo-huméral.

(Porte le bras en arrière et en dedans.)

a, Digitations s'insérant aux quatre dernières côtes.
b, Rameaux cutanés des quatre dernières paires dorsales.
c, Terminaison des filets cutanés de la branche perforante des paires dorsales.
d, Filet venant de l'axillaire.

☞ 17. M. biceps.

Scapulo-radial.

(Fléchit l'avant-bras sur le bras.)

a, Longue portion.
b, Courte portion.
c, Rameau de l'artère humérale.
d, Veine basilique.
e, — céphalique.
f, Branches anastomotiques.
g, Veine médiane basilique.
h, — — céphalique.
i, Veine radiale externe.
k, — cubitale interne.
l, Nerf brachial cutané interne.
m, Filets pour la peau du bras.
n, — du N. musculo-cutané.
o, — de la branche perforante de la deuxième paire dorsale.

☞ 18. M. long supinateur.

Huméro-sus-radial.

(Porte la main dans la supination.)

a, Rameau venant de l'artère récurrente radiale.
b, Veine radiale externe.
c, — médiane commune.
d, Filets de terminaison du nerf musculo-cutané.
e, Rameau musculaire fourni par le nerf radial.

☞ 19. M. premier radial externe.

Huméro-sus-métacarpien.

(Étend la main sur l'avant-bras.)

a, Rameau fourni par l'artère radiale.
b, Continuation de la veine radiale externe.
c, Branche antérieure du nerf radial se distribuant dans l'épaisseur de ce muscle.
d, Continuation de la branche superficielle du N. radial.

☞ 20. M. deuxième radial externe.

Épicondylo-sus-métacarpien.

(Étend la main sur l'avant-bras.)

a, Filets musculaires venant du nerf radial.

☞ 21. M. superficiels de la face antérieure de l'avant-bras.

a, M. rond pronateur.
b, Portion de ce muscle s'insérant à l'apophyse coronoïde du cubitus.
c, M. grand palmaire.
d, — petit palmaire.
e, Rameau fourni par l'artère radiale.
f, Veine cubitale interne.
g, Veine cubitale antérieure.
h, Filet de terminaison de la branche postérieure ou épitrochléenne du nerf brachial cutané interne.
i, Branche externe antérieure du même nerf.
k, Rameaux musculaires du nerf médian

☞ 22. Ligament annulaire du carpe.

Espèce d'agrafe placée au côté cubinal ; ouvrez.

a, M. adducteur du petit doigt.
b, — court fléchisseur du petit doigt.
c, — abducteur du pouce.
d, Ligament annulaire antérieur.
e, — — postérieur.
f, Artère cubitale.
g, Artère radio-palmaire de l'artère radiale.
h, Filets cutanés du nerf médian.
i, Portion de la branche postérieure du N. cubital.
k, — de la branche superficielle du nerf radial.

☞ 23. M. fléchisseur sublime.

Épitrochlo-phalanginien commun.

(Fléchit les deuxièmes phalanges des doigts.)

a, Portion humérale de ce muscle.
b, — radiale.
c, Tendons de ce muscle pour les quatre doigts.
d, Artère du nerf médian s'anastomosant avec l'arcade palmaire.
e, Arcade palmaire superficielle.
f, Artère collatérale interne du petit doigt.
g, — digitale première.
h, — deuxième.
i, — troisième.
k, Terminaison de l'arcade s'anastomosant avec le rameau radio-palmaire.
l, Artère collatérale externe de l'indicateur.
m, Rameau cutané du nerf médian.
n, Filets du nerf médian se distribuant à ce muscle.
o, Terminaison du nerf médian fournissant les collatéraux du pouce, de l'indicateur, du médius, l'externe de l'annulaire, et des filets aux muscles de l'éminence thénar.
p, Terminaison du nerf cubital.
q, Branche superficielle fournissant les nerfs collatéraux du petit doigt et l'interne de l'annulaire.
r, — profonde.
s, Rameaux anastomotiques du médian avec le cubital.

☞ 24. M. cubital antérieur.

Cubito-carpien.

(Incline la main sur le cubitus.)

a, Portion humérale.
b, — olécrânienne.
c, Rameau fourni par l'artère cubitale.
d, Veine cubitale interne.

e, Branche épitrochléenne du nerf cutané interne.

f, Rameau musculaire venant du nerf cubital.

☞ 25. M. fléchisseur profond.

Cubito-phalangettien commun.

(Fléchit la troisième phalange des doigts.)

a, Tendons de ce muscle pour les quatre derniers doigts.
b, Muscles lombricaux.
c, Artères et veines cubitales.
d, Nerf médian.
e, — cubital.
f, Filet pour l'artère cubitale.
g, Branche dorsale externe de la main.

☞ 26. M. superficiels de la face postérieure de l'avant-bras.

a, M. cubital postérieur.
b, — extenseur propre.
c, — extenseur commun.
d, Rameau fourni par la branche postérieure de l'artère inter-osseuse.
e, Veine radiale externe.
f, — salvatelle.
g, Rameaux musculaires fournis par la branche profonde du nerf radial.
h, Filets de terminaison du rameau cutané externe du nerf radial.
i, — de terminaison du nerf musculo-cutané.

☞ 27. Squelette du membre thoracique.

1. Portion de la clavicule
2. Omoplat.
3. Épine.
4. Fosse sous-épineuse.
5. Acromion.
6. Bord supérieur.
7. — inférieur ou axillaire.
8. — interne ou base.
9. Angle supérieur.
10. — inférieur.
11. — externe.
12. Apophyse coracoïde.
13. Humérus.
14. Tubérosité externe ou trochiter.
15. — interne ou trochin.
16. Extrémité inférieure de l'humérus.
17. Tubérosité interne ou épitrochlée.
18. — externe ou épicondyle.
19. Cubitus.
20. Olécrâne.
21. Apophyse coronoïde.
22. Radius.
23. Carpe.
24, 24. Les cinq os du métacarpe.
25, 25. Les cinq phalanges.
26, 26. Les quatre phalangines.
27, 27. Les cinq phalangettes.
28. Ligament de l'articulation acromio-claviculaire.
29. Petit ligament convertissant l'échancrure du bord supérieur de l'omoplat en trou.
30. Ligament acromio-coracoïdien.
31. — coraco-claviculaire.
32. Capsule de l'articulation scapulo-humérale.
33. Ligament antérieur de l'articulation huméro-cubitale.
34. — postérieur.
35. — inter-osseux.
36. — radio-carpiens antérieurs.
37. — radio-carpiens postérieurs.
38. — latéral interne.
39. — latéral externe.
40. — antérieurs du carpe.
41. — postérieurs.
42. — carpo-métacarpiens.
43. — métacarpo-phalangiens
44. — phalangiens.
45. Muscle rhomboïde.

46. M. sous-scapulaire.
47. — sus-épineux.
48. — grand rond.
49. — coraco-brachial.
50. — brachial antérieur.
51. Portion du M. omoplat-hyoïdien.
52. — du M. angulaire.
53. — du M. sous-clavier.
54. Terminaison de la portion interne du biceps.
55. — de la portion externe du M. biceps, passant dans la capsule pour renforcer le bourrelet glenoïdien.
56. — de la portion moyenne du M. triceps.
57. Portion du grand dorsal.
58. — du M. deltoïde.
59. Extrémité inférieure du M. biceps,
60. Muscle anconé.
61. — court supinateur.
62. — long abducteur du pouce.
63. — court extenseur du pouce.
64. — long extenseur du pouce.
65. — extenseur propre de l'index.
66. — long fléchisseur propre du pouce.
67. — carré pronateur.
68. Attache supérieure des M. de la couche superficielle antérieure de l'avant-bras.
69. — supérieure du M. fléchisseur superficiel.
70. — supérieure du M. fléchisseur profond.
71. — supérieure du M. premier radial externe.
72. Portion du tendon commun aux M. deuxième radial externe et extenseurs des doigts.
73. Tendon inférieur du M. premier radial externe.
74. — inférieur du M. deuxième radial externe.
75. — inférieur du M. long supinateur.
76, 76. Tendons inférieurs du M. extenseur commun.
77. Bandelette allant du tendon du petit doigt à celui de l'annulaire.
78. Bandelette allant du tendon de l'annulaire à celui du médius.
79. Tendons du M. fléchisseur superficiel offrant une gaîne pour le passage des
80. — du fléchisseur profond.
81. — du M. fléchisseur propre du pouce.
82. Muscle opposant du pouce.
83. — court fléchisseur du pouce.
84. — adducteur du pouce.
85. — opposant du petit doigt.
86. Les 4 M. inter-osseux dorsaux.
87. Les 3 M. inter-osseux palmaires.
88. Artère axillaire.
89. — cervicale transverse.
90. — scapulaire supérieure.
91. — acromio-thoracique.
92. — scapulaire externe.
93. — circonflexe antérieure.
94. — — postérieure.
95. — humérale.
96. — humérale profonde ou collatérale externe.
97. — collatérale interne.
98. Rameaux musculaires.
99. Artère cubitale.
100. — récurrente cubitale antérieure.
101. — récurrente cubitale postérieure.
102. — inter-osseuse antérieure.
103. — — postérieure.
104, 104. Artères digitales.
105, 105. — collatérales des doigts.
106. Artère radiale.
107. — récurrente radiale externe.
108. — radio-palmaire.
109. — transversale antérieure du carpe.
110. — radiale à la partie dorsale du carpe.
111. — collatérale externe ou dorsale du pouce.
112. — transverse dorsale du carpe.
113. Branches inter-osseuses.
114. — collatérales dorsales des doigts.

115. Artère collatérale interne du pouce.
116. — — externe de l'indicateur.
117. — radiale passant entre les portions du M. inter-osseux dorsal pour former
118. Arcade palmaire profonde.
119. Veine axillaire.
120. — céphalique s'ouvrant dans l'axillaire.
121. — basilique.
122. Les deux veines précédentes se réunissant au niveau du pli du coude pour former la veine médiane commune.
123. Filets nerveux du plexus cervical pour le M. rhomboïde.
124. — nerveux du plexus axillaire pour le même muscle.
125. Nerf sus-scapulaire.
126. Terminaison de ce N. pour les M. de la fosse sous-épineuse.
127. Nerf du M. sous-clavier.
128. Plexus axillaire.
129. Branche du N. thoracique pour le M. grand pectoral.
130. — pour le grand et le petit pectoral.
131. Nerf sous-scapulaire supérieur.
132. — axillaire.
133. Branche perforante de la deuxième paire dorsale.
134. Nerf accessoire au
135. — brachial cutané interne.
136. — musculo-cutané, traversant les fibres du M. coraco-brachial.
137. Filets pour le M. coraco-brachial.
138. — pour le M. biceps.
139. — pour le M. brachial antérieur.
140. Nerf médian.
141. Racine interne.
142. — externe.
143. Filet du N. médian s'anastomosant avec le N. musculo-cutané.
144. Nerf inter-osseux.
145. Nerfs collatéraux palmaires.
146. Nerf cubital.
147. Portions de ce N. dans la gouttière épitrochlo-olécrânienne.
148. Nerfs collatéraux palmaires.
149. — — dorsaux.
150. — radial.
151. Filets pour le M. triceps.
152. Branche antérieure superficielle de terminaison.
153. Nerfs collatéraux dorsaux.
154. Branche postérieure profonde de terminaison.
155. Rameaux aux M. de la face postérieure de l'avant-bras.

☞ 28. M. grand dentelé.

Costo-scapulaire.

(Porte l'épaule en avant et élève les côtes.)

a, Veine et artère mammaire externe.
b, Nerf du M. grand dentelé.
c, Branche perforante de la deuxième paire dorsale.
d, Branches perforantes des autres paires dorsales.

☞ 29. M. dentelé postérieur et inférieur.

Lombo-costal.

(Abaisse les côtes.)

a, Branches postérieures des nerfs dorsaux perforant ce muscle.

☞ 30. M. dentelé postérieur et supérieur.

Dorso-costal.

(Élève les côtes.)

☞ 31. M. splenius.

Dorso-trachélien et cervico-mastoïdien.

(Tourne la face de son côté.)

a, Portion cervicale.
b, — crânienne.
c, Rameau nerveux de la branche postérieure de la deuxième p. cervicale.

☞ 32. M. sacro-lombaire et long dorsal.

Sacro-spinal.

(Abaisse les côtes et redresse la colonne vertébrale.)

a, M. sacro-lombaire.
b, Digitations pour la partie supérieure de l'angle des côtes.
c, — pour la partie inférieure.
d, — pour les apophyses transverses cervicales.
e, Muscle long dorsal.
f, Faisceaux externes s'attachant aux côtes.
g, — internes épineux.
h, — internes transversaires.
i, Branche postérieure des nerfs dorsaux.
k, Filets pour ce muscle.

☞ 33. M. accessoire du long dorsal transversaire.

(Redresse le cou.)

a, Rameau de l'artère cervicale profonde.

☞ 34. M. grand et petit complexus.

Trachélo-occipital.

(Porte la tête en arrière.)

a, M. petit complexus.
b, — grand complexus.
c, Portion digastrique.
d, Rameau de l'artère occipitale.
e, Branche postérieure de la deuxième paire cervicale.
f, Filets pour ce muscle.
g, Branche postérieure de la troisième paire.

☞ 35. M. couturier.

Ilio-prétibial.

(Fléchit la jambe sur la cuisse en la portant sur celle du côté opposé.)

a, Veine saphène interne.
b, Branche perforante cutanée supér.
c, — — — inférieure.
d, Filets musculaires.
e, Filet superficiel de l'accessoire du N. saphène.
f, Branche rotulienne du N. saphène

☞ 36. M. facia lata.

Ilio-aponévrosi-fémoral.

(Tenseur de l'aponévrose et rotateur de la cuisse en dedans.)

a, Filets du N. fessier supérieur. | *b*, Branche du N. fémoral cutané externe.

☞ 37. M. droit antérieur.

Ilio-rotulien.

(Étend la jambe sur la cuisse.)

a, Branche du N. fémoral cutané externe.
b, Terminaison de la branche perforante cutanée supérieure.
c, Filets du N. crural.

☞ 38. Portion interne du triceps.

Portion interne du trifémoro-rotulien.

(Tend la jambe sur la cuisse.)

a, Filets du N. crural.

☞ 39. M. droit interne.

Sous-pubio-prétibial.

(Fléchit la jambe sur la cuisse et l'approche de celle du côté opposé.)

a, Filet du N. obturateur. | *b*, Rameau cutané fémoral du N. saphène.

☞ 40. M. premier adducteur.

Pubio-fémoral.

(Fléchit la cuisse et la rapproche de celle du côté opposé.)

a, Artère, deuxième honteuse externe. | *b*, Filet du N. obturateur.

☞ 41. M. deuxième adducteur.

Sous-pubio-fémoral.

(Rapproche la cuisse de celle du côté opposé.)

a, Filet du N. obturateur.

☞ 42. M. grand fessier.

Sacro-fémoral.

(Étend le bassin sur la cuisse.)

a, Filet de la branche perforante de la douzième paire dorsale.
b, Filets du fémoral cutané externe.
c, Filets du petit N. sciatique.
d, — pour la peau de la région fessière.

☞ 43. M. moyen fessier.

Grand ilio-trochantérien.

(Tend la cuisse sur le bassin et la porte en dehors.)

a, Rameau de l'artère fessière.
b, Filets de la branche perforante du douzième nerf dorsal.
c, Filets du petit nerf sciatique.

☞ 44. M. petit fessier.

Petit ilio-trochantérien.

(Tend la cuisse, la porte en dehors et en arrière.)

a, Branche profonde de l'artère fessière.
b, Rameau de l'art. circonflexe externe.
c, Branche du N. fessier supérieur.

☞ 45. M. pyramidal.

Sacro-trochantérien.

(Porte la pointe du pied en dehors.)

a, Rameau de l'artère fessière.
b, Rameau du plexus sacré.

☞ 46. M. biceps et demi-tendineux.

Iskio-fémoro-péronier.

(Fléchit la jambe, tourne le pied en dehors.)

a, M. biceps.
b, — courte portion.
c, — demi-tendineux.
d, Rameau du grand nerf sciatique pour ce muscle.
e, — du grand nerf sciatique pour la courte portion.
f, Rameau pour le demi-tendineux.
g, — cutané pour la partie postérieure de la cuisse.
h, — pour la région fessière.

☞ 47. Demi-membraneux.

Iskio-poplité-tibial.

(Fléchit la jambe sur la cuisse.)

a, Rameau du grand N. sciatique.

☞ 48. M. jumeaux.

Bifémoro-calcanéen.

(Étend le pied sur la jambe.)

a, Veine saphène externe.
b, Artère jumelle.
c, Nerf cutané péronier.
d, Nerf saphène péronier.
e, — — tibial.
f, Branche du N. saphène péronier s'a

nastomosant au N. saphène-tibial.
g, Rameau cutané, tibial du N. saphène interne.
h, — du N. sciatique poplité interne pour le jumeau externe.
i, Rameau pour le jumeau interne.

☞ 49. M. soléaire.

Tibio-calcanéen.

(Tend le pied sur la jambe.)

a, Tendon du M. plantaire grêle.
b, — d'Achille.
c, Continuation du nerf saphène-tibial.
d, Rameau du N. sciatique-poplité interne.

☞ 50. M. fléchisseur du gros orteil.

Péronéo-sous-phalangettien du pouce.

(Fléchit le gros orteil.)

a, Rameau du nerf tibial postérieur.

☞ 51. M. grand péronier latéral.

Péronéo-sous-tarsien.

(Élève le côté externe du pied.)

a, Filets du N. cutané péronier.
b, Filets du N. musculo-cutané.

☞ 52. M. extenseur commun des doigts, péronier antérieur et pédieux.

Péronéo-sus-phalangettien commun.

(Étend les orteils.)

a, M. pédieux.
b, — péronier antérieur.
c, N. musculo-cutané.
d, Filets pour le M. extenseur commun

☞ 53. M. long extenseur du gros orteil.

Péronéo-sus-phalangettien du gros orteil.

(Étend le gros orteil.)

a, Filet du N. tibial antérieur.

☞ 54. M. jambier antérieur.

Tibio-sus-tarsien.

(Fléchit le pied en élevant le côté interne.)

a, Filets de terminaison du N. sciatique poplité externe.
b, Filets de la branche rotulienne du nerf saphène.

☞ 55. M. superficiels de la plante du pied.

Calcanéo-phalangiens et phalangettien commun.

a, M. adducteur du gros orteil.
b, — court fléchisseur commun.
c, — abducteur du petit orteil.
d, Portion métatarsienne de ce muscle.
e, Rameau de l'artère plantaire externe.
f, Rameaux cutanés du N. plantaire interne.
g, — musculaires du même nerf
h, — fournis par le N. plantaire externe.

☞ 56. M. accessoire du long fléchisseur commun.

Calcanéo-phalangettien commun.

(Rectifie l'obliquité du M. long fléchisseur.)

a, M. lombricaux.
b, Tendon du M. long fléchiss. commun.
c, Terminaison de l'artère tibiale.
d, Artère plantaire interne.
f, Nerf plantaire interne.
g, — plantaire externe.
h, Branche superficielle.
i, — profonde.

☞ 57. M. abducteur oblique.

Métatarso-sous-phalangien du gros orteil.

(Fléchit le gros orteil et le porte au-dessus.)

a, Portion du nerf plantaire externe.

☞ 58. M. obliques de l'abdomen.

Ilio et costo-abdominaux.

(Abaissent les côtes en comprimant les viscères abdominaux.)

a, M. grand oblique.
b, — petit oblique.
c, Feuillet de l'aponévrose du petit oblique se confondant avec celle du transverse pour former la gaîne du M. droit.
d, Artère tégumenteuse.
e, Rameaux cutanés fournis par les branches perforantes des paires dorsales.
f, Filets cutanés antérieurs.
g, Branche perforante du douzième nerf dorsal.

☞ 59. M. droit abdominal.

Sterno-pubien.

(Abaisse le sternum et comprime les viscères.)

a, Intersection aponévrotique.
b, Continuation de la branche abdominale des cinq dernières paires dorsales et du grand N. abdominal.
c, Filet se distribuant à ce muscle.
d, — perforant ce muscle pour se distribuer à la peau.

☞ 60. Paroi antérieure du tronc.

a, Portion de la clavicule,
b, Sternum.
c, Muscle sous-clavier.
d, Muscles intercostaux internes.

e, Muscles intercostaux externes.
f, Muscle triangulaire du sternum.
g, — transverse.
h, Aponévrose de ce muscle ouverte pour le passage du muscle droit.
i, Feuillet aponévrotique se continuant avec un pareil feuillet du muscle petit oblique pour former la gaine du muscle droit.
k, Attache du muscle petit pectoral.
l, — du muscle grand pectoral.
m, — du muscle droit.
n, — du muscle grand oblique.
o, — du muscle grand dentelé.
p, — du muscle diaphragme.
q, Ligne blanche.
r, Cartilages costaux.
s, Ligament sterno-claviculaire.
t, — interclaviculaire.
u, — costo-claviculaire.
v, Artère épigastrique s'anastomosant avec la mammaire interne, les intercostales et les lombaires.
x, Artère mammaire interne.
y, Branche externe de terminaison de cette artère.
z, — interne.
aa, — perforante de la mammaire interne.
bb, Terminaison de l'artère mammaire externe.
cc, — des artères lombaires.
dd, Branches perforantes des paires dorsales.
ee, — intercostales des mêmes paires.
ff, Rameaux cutanés des mêmes nerfs.
gg, Branche abdominale du douzième nerf dorsal.
hh, — abdominale du grand nerf abdominal.

☞ 61. Voûte du crâne.

a, M. occipito-frontal du côté droit.
b, Portion du M. temporal.
c, Attache du M. temporal du côté gauche.
d, Surface intérieure du crâne tapissé par la dure-mère.
e, Branche de l'artère méningée moyenne.
f, Sinus longitudinal supérieur.
g, Branches collatérales de ce sinus.

☞ 62. Partie supérieure de l'hémisphère gauche du cerveau.

a, Substance grise.
b, — médullaire.
c, Terminaison de l'artère cérébrale moyenne.

☞ 63. Couche moyenne gauche.

a, Centre ovale de Vieussens.
b, Corps calleux.
c, Tractus longitudinaux supérieurs.
d, Portion supérieure du ventricule lat.
e, Portion de l'artère cérébelleuse moyenne.
f, Artère dorsale du corps calleux.

☞ 64. Couche inférieure gauche.

1. Cavité des ventricules latéraux.
2. Corps striés.
3. Bandelette fibreuse du corps strié.
4. Voûtes à trois piliers.
5. Couche des nerfs optiques.
6. Pédoncule supérieur de la glande pinéale.
7. Commissure antérieure.
8. — postérieure.
9. Cavité du ventricule moyen.

10. Trou de Monro.
11. Tubercules quadrijumeaux.
12. Éminence nates.
13. — testes.
14. Portion occipitale du ventricule latéral ou cavité digitale.
15. Ergot de Morand.
16. Portion réfléchie du ventricule latéral.
17. Corne d'Ammon.
18. Pédoncule cérébral.
19. Éminence mamillaire.
20. Tuber cinereum.
21. Tige pituitaire.
22. Lobe antérieur.
23. Lobe postérieur.
24. Scissure de Sylvius.
25. Première paire ou nerf olfactif.
26. Deuxième paire ou nerf optique.
27. Chiasma des nerfs précédents.
28. Troisième paire ou moteur commun.
29. Quatrième paire ou pathétique.
30. Terminaison de l'artère carotide interne.
31. Artère communiquante postérieure.
32. — cérébrale antérieure.
33. — — moyenne.
34. — — postérieure.

☞ 65. Hémisphère droit du cerveau et cervelet.

1. Surface extérieure.
2. Circonvolutions frontales.
3. — pariétales.
4. — occipitales.
5. Base de l'hémisphère.
6. Circonvolutions et anfractuosités externes du lobule antérieur.
7. — — du lobule postérieur.
8. Scissure de Sylvius.
9. Surface interne.
10. Circonvolution du corps calleux.
11. — interne du lobule antérieur.
12. — de la cavité digitale ou du lobule postérieur.
13. Corps calleux.
14. Genou antérieur.
15. — postérieur.
16. Grande fente cérébrale.
17. Tubercules quadrijumeaux.
18. Glande pinéale.
19. Commissure postérieure.
20. — antérieure.
21. Voûte à trois piliers.
22. Pilier antérieur venant de l'écorce de l'éminence mamillaire.
23. Septum lucidum.
24. Cavité formant le cinquième ventricule.
25. Troisième ventricule.
26. Trou de Monro, faisant communiquer le troisième ventricule avec le latéral.
27. Aqueduc de Sylvius.
28. Valvule de Vieussens.
29. Pie-mère intérieure.
30. Plexus choroïdien.
31. Tige pituitaire.
32. Tuber cinéreux.
33. Éminence mamillaire.
34. Cervelet.
35. Vermis supérieur.
36. — inférieur.
37. Sillon médian.
38. Protubérance annulaire.
39. Pédoncule cérébral.
40. — cérébelleux moyen.
41. Bulbe rachidien.
42. Éminence pyramidale antérieure.
43. — olivaire.
44. Corps restiforme.
45. Quatrième ventricule.
46. Calamus scriptorius.
47. Nerf olfactif ou première paire.
48. — optique ou deuxième paire.
49. Chiasma.
50. Nerf moteur oculaire commun ou troisième paire.
51. — pathétique ou quatrième paire.
52. Cinquième paire.
53. Sixième paire.

54. Septième paire.
55. Huitième paire.
56. Neuvième paire.
57. Dixième paire.
58. Onzième paire.
59. Douzième paire.
60. Terminaison de l'artère carotide interne.
61. Artère cérébrale moyenne.
62. — — antérieure.
63. Artère dorsale du corps calleux.
64. — communicante postérieure.
65. Terminaison de l'artère vertébrale.
66. Artère spinale antérieure.
67. — — postérieure.
68. — basilaire.
69. — cérébelleuse antérieure et inférieure.
70. — — supérieure.
71. — cérébrale postérieure.

☞ 66. Paroi supérieure de l'orbite, globe de l'œil et ses annexes.

1. Glande lacrymale.
2. Portion orbitaire.
3. Muscle petit oblique.
4. — droit inférieur.
5. — — interne.
6. — — externe.
7. — — supérieur.
8. Releveur de la paupière supérieure.
9. Grand oblique.
10. Poulie sur laquelle se réfléchit le muscle précédent.
11. Portion du muscle sourcilier.
12. Sinus frontal.
13. Artère ophthalmique.
14. Artère lacrymale.
15. Artères ciliaires courtes ou postérieures.
16. Terminaison de l'ophthalmique.
17. Sclérotique.
18. Cornée transparente.
19. Ouverture postérieure de la sclérotique pour le passage du nerf optique.
20. Branche lacrymale du nerf ophthalmique.
21. Nerf frontal.
22. — nasal.

☞ 67. Choroïde.

a, Artères ciliaires longues.
b, Bifurcation des artères précédentes s'anastomosant entre elles pour former le cercle ciliaire.
c, Artères ciliaires courtes.
d, Nerfs ciliaires.
e, Corps ciliaire.
f, Iris au milieu duquel on voit la pupille.
g, Procès ciliaires.
h, Membrane uvée.
i, Ouverture postérieure de la choroïde pour le passage du nerf optique.

☞ 68. Cristallin.

☞ 69. Nerf optique, rétine et corps vitré.

a, Nerf optique.
b, Rétine.
c, Empreintes des replis ciliaires ou zone de Zinn.
d, Trou central et tache jaune de Sœmmering.
e, Corps vitré, dans l'intérieur duquel on voit les divisions de l'artère centrale de la rétine.
f, Excavation pour loger le cristallin.

☞ 70. Moitié gauche de la face et du cou.

Ouvrez le crochet placé à la région basilaire, et faites glisser de bas en haut la moitié gauche de la face.

1. Cavité orbitaire.
2. Fente spléno-maxillaire.
3. — sphénoïdale.
4. Fosse temporale.
5. — zygomatique.
6. — canine.
7. Aile interne de l'apophyse ptérygoïde.
8. Os maxillaire inférieur.
9. Coupe faite pour démontrer la disposition de l'artère et du nerf dentaire.
10. Portion horizontale de l'os maxillaire.
11. — verticale.
12. Angle.
13. Col.
14. Condyle.
15. Dents incisives.
16. — canines.
17. — petites molaires.
18. — grosses molaires.
19. Arcade zygomatique coupée.
20. Conduit auditif externe.
21. Portion membraneuse.
22. — de l'apophyse mastoïde.
23. Conduit auditif interne.
24. Fosse antérieure de la base du crâne.
25. — moyenne.
26. — pituitaire, occupée par le corps du même nom.
27. Apophyse basilaire.
28. — clinoïde postérieure.
29. — — antérieure.
30. — styloïde du temporal.
31. Corps de l'os hyoïde.
32. Petite corne.
33. Grande corne.
34. Artère carotide primitive.
35. — — interne.
36. — — externe.
37. — thyroïdienne supérieure.
38. Rameau laryngé supérieur.
39. — — inférieur.
40. — du muscle sterno-mastoïdien.
41. Artère linguale.
42. Branche sublinguale.
43. — dorsale de la langue.
44. Artère maxillaire externe ou faciale.
45. Branche sous-mentale.
46. Artère pharyngienne inférieure.
47. Branche méningienne.
48. — pharyngienne.
49. Artère occipitale.
50. — auriculaire postérieure.
51. Rameau stylo-mastoïdien.
52. Artère temporale superficielle.
53. — maxillaire interne.
54. Origine de la transversale de la face.
55. — de la temporale moyenne.
56. Artère méningée moyenne, fournie par l'artère maxillaire interne.
57. Divisions de l'artère précédente dans le crâne.
58. Branche antérieure.
59. Rameau orbitaire.
60. Branche postérieure.
61. Rameau de cette branche pour le nerf facial passant dans l'hiatus Fallopii.
62. Artère dentaire inférieure.
63. Branche milo-hyoïdienne.
64. — mentonnière.
65. Artère ptérygoïdienne.
66. — temporale profonde postérieure.
67. — massetérine.
68. — buccale.
69. — temporale profonde antérieure.
70. — alvéolaire ou dentaire supérieure.
71. — sous-orbitaire.
72. — carotide interne dans le sinus caverneux.
73. Origine de l'artère ophthalmique.
74. Veine jugulaire interne.
75. Tronc commun aux veines faciales, s'ouvrant dans la jugulaire interne.
76. Veine temporale superficielle.

77. Veine maxillaire interne s'unissant à la précédente pour former la
78. — jugulaire externe.
79. Branche de communication avec la jugulaire interne.
80. Membrane dure-mère.
81. Sinus caverneux.
82. — pétreux supérieur.
83. — — inférieur.
84. — occipitaux transverses.
85. — coronaire.
86. Nerf moteur commun.
87. — pathétique.
88. Ganglion de Glaser.
89. Portion non ganglionnaire de la cinquième paire.
90. Nerf ophthalmique.
91. — maxillaire supérieur.
92. Branche orbitaire.
93. Rameau lacrymal.
94. Filet temporal.
95. — malaire.
96. Glanglion optique.
97. Nerf grand palatin ou palatin antérieur.
98. Rameau nasal inférieur.
99. Nerf spheno-palatin.
100. Nerfs alvéolo-dentaires postérieurs.
101. Terminaison du maxillaire supérieur.
102. Nerf maxillaire inférieur.
103. — temporal profond.
104. — massetérin.
105. — buccal.
106. — du muscle ptérygoïdien interne.
107. — auriculo-temporal.
108. Branche supérieure du nerf précédent.
109. Rameau s'anastomosant avec le nerf facial.
110. Nerf lingual.
111. Corde du tympan s'anastomosant avec le précédent.
112. Nerf dentaire inférieur.
113. Filet du nerf précédent s'anastomosant avec le nerf lingual.
114. Rameau myloïdien.
115. — mentonnier.
116. Nerf facial.
117. Rameau auriculaire postérieur.
118. Branche supérieure.
119. — inférieure.
120. Nerf glosso-pharyngien.
121. Rameaux pharyngiens.
122. Nerf pneumo-gastrique.
123. Rameau pharyngien.
124. — laryngé supérieur.
125. Nerf récurrent se terminant au larynx.
126. — spinal.
127. Branche du précédent s'anastomosant avec le pneumo-gastrique.
128. Nerf grand hypoglosse.
129. Branche descendante du nerf précédent s'anastomosant avec la branche descendante interne du plexus cervical.
130. Sac lacrymal.
131. Conduits lacrymaux.
132. Cartilage de l'aile du nez.
133. Muscle transversal du nez.
134. Cornet supérieur.
135. — moyen.
136. — inférieur.
137. Ouverture du canal nasal.
138. Sinus sphénoïdal.
139. Trompe d'Eustache.
140. Muscle péristaphylin interne.
141. — — externe.
142. — palato-staphylin.
143. — glosso-staphylin.
144. — pharyngo-staphylin.
145. Glande amygdale.
146. Voile du palais.
147. Langue.
148. Portion du muscle génio-glosse.
149. Muscle hyo-glosse.
150. — génio-hyoïdien.
151. — stylo-glosse.
152. — stylo-pharyngien.
153. — stylo-hyoïdien.
154. — mylo-hyoïdien.
155. — digastrique.
156. — ptérygoïdien externe.
157. — thyro-hyoïdien.
158. — crico-thyroïdien.

159. Muscle aríténoïdien.
160. — crico-aríténoïdien postérieur.
161. Insertion des muscles constricteurs du pharynx.
162. Larynx.
163. Épiglotte.
164. Corde vocale supérieure.
165. Corde vocale inférieure.
166. Sinus laryngé.
167. Cartilage aríténoïde.
168. — thyroïde.
169. — cricoïde.
170. Commencement de la trachée-artère.

☞ 71. Paroi postérieure du pharynx.

a, Muscle constricteur supérieur.
b, — — moyen.
c, — — inférieur.
d, Rameau fourni par l'artère pharyngienne inférieure.
e, Rameau nerveux fourni par le pneumo-gastrique.
f, — fourni par le N. glosso-pharyngien.
g, Portion de l'œsophage.

☞ 72. Cloison moyenne des fosses nasales.

a, Lame perpendiculaire de l'éthmoïde.
b, Vomer.
c, Cartilage de la cloison.
d, Branche interne de l'artère et du nerf spléno-palatin.
e, Côté droit recouvert par la muqueuse.

☞ 73. Moitié droite de la face.

1. Arcade zygomatique.
2. Conduit auditif externe.
3. Portion de l'apophyse mastoïde.
4. Os hyoïde.
5. Cartilage thyroïde.
6. — cricoïde.
7. — arithénoïde.
8. Portion du M. temporal.
9. — — occipito-frontal.
10. Muscle orbiculaire des paupières.
11. Ouverture oculaire.
12. Muscle releveur commun de l'aile du nez et de la lèvre supérieure.
13. — releveur propre de la lèvre supérieure.
14. — petit zygomatique.
15. — grand zygomatique.
16. — buccinateur.
17. — triangulaire.
18. — carré.
19. — houppe du menton.
20. — labial supérieur.
21. — — inférieur.
22. — masséter.
23. — ptérygoïdien interne.
24. — — externe.
25. Muscle constricteur supérieur.
26. — — moyen.
27. — — inférieur.
28. — hyoglosse.
29. — génio-glosse.
30. — génio-hyoïdien.
31. — thyro-hyoïdien.
32. — crico-thyroïdien.
33. Portion de l'œsophage.
34. Corps thyroïde.
35. Portion de la peau des lèvres.
36. Portion de la glande parotide.
37. Conduit de Stenon.
38. Cavité des fosses nasales.
39. Cornet supérieur.
40. — moyen.
41. — inférieur.
42. Méat supérieur.
43. — moyen.
44. — inférieur.
45. Orifice de la trompe d'Eustache
46. Cavité buccale.
47. Voûte palatine.
48. Voile du palais.
49. Pilier antérieur.
50. — postérieur.

51. Luette.
52. Langue.
53. Pharynx.
54. Larynx.
55. Épiglotte.
56. Corde vocale supérieure.
57. — — inférieure.
58. Trachée-artère.
59. Terminaison de l'artère carotide primitive droite.
60. Artère carotide interne.
61. — — externe.
62. Artère thyroïdienne supérieure.
63. — linguale.
64. — maxillaire externe ou faciale.
65. — occipitale.
66. — oriculaire postérieure.
67. — pharyngienne inférieure.
68. — maxillaire interne.
69. — temporale superficielle.
70. Veine frontale.
71. — temporale.
72. Veine thyroïdienne.

☞ 74. M. scalène antérieur.

Costo-trachélien.

(Élève la première côte.)

a, Nerf phrénique.

☞ 75. Poumon gauche ouvert pour montrer la disposition des vaisseaux et des bronches.

a, Veine et artère diaphragmatiques supérieures.
b, Nerf diaphragmatique.
c, Lobe supérieur.
d, Lobe inférieur.
e, Veines pulmonaires.
f, Artères pulmonaires.
g, Bronches.

☞ 76. Poumon droit.

a Lobe supérieur.
b, — moyen.
c, — inférieur.
d, Artère pulmonaire.
e, Veine pulmonaire.
f, Bronches.
g, Plèvre pulmonaire se repliant pour former le médiastin postérieur.
h, — pulmonaire se repliant pour former le médiastin antérieur.

☞ 77. Cavité gauche du cœur.

a, Veines pulmonaires.
b, Oreillette.
c, Ventricule.
d, Auricule.
e, Artère coronaire gauche du cœur.
f, Veine coronaire.
g, — moyenne ou postérieure.
h, Origine de l'aorte.
i, Origine de l'artère coronaire droite.
k, Les trois valvules sygmoïdes à l'orifice de l'aorte.
l, Valvule mitrale.
m, Cloison interventriculaire.
n, Cavité du ventricule.
o, Colonnes charnues.
p, Plexus coronaire gauche ou antérieur.

☞ 78. Cavité droite du cœur, etc., etc.

1. Ventricule droit.
2. Oreillette.
3. Auricule.
4. Artère coronaire droite.

5. Artère graisseuse de Vieussens.
6. Veine cave inférieure.
7. Valvule d'Eustache.
8. Veine cave supérieure.
9. — azygos.
10. — sous-clavière gauche.
11. — — droite.
12. — jugulaire interne.
13. — — externe.
14. Veines cardiaques antérieures s'ouvrant dans l'oreillette.
15. Veine thyroïdienne inférieure droite.
16. — — — gauche.
17 — médiastine antérieure.
18. Cloison inter-auriculaire.
19. Fosse ovale.
20. Artère pulmonaire.
21. Canal artériel.
22. Ouverture de l'artère pulmonaire dans le ventricule.
23. — auriculo-ventriculaire.
24. Valvule triglochine ou tricuspide.
25. Colonnes charnues de première espèce.
26. — — de deuxième espèce.
27. — — de troisième espèce.
28. Aorte primitive.
29. Tronc brachio-céphalique.
30. Artère sous-clavière droite.
31. — carotide primitive droite.
32. — — — gauche.
33. — sous-clavière gauche.
34. — thyroïdienne inférieure.
35. — mammaire interne.
36. — vertébrale.
37. — cervicale profonde.
38. Artère cervicale transverse.
39. — scapulaire supérieure.
40. — intercostale supérieure.
41. Aorte thoracique.
42. Artères bronchiques.
43. — œsophagiennes.
44. — inter-costales aortiques.
45. Insertion du canal thoracique dans la veine sous-clavière gauche.
46. Œsophage.
47. Trachée-artère.
48. Bronches.
49. Nerfs pneumo-gastriques droit et gauche.
50. Nerf récurrent, ou laryngé inférieur.
51. Filets cardiaques.
52. — trachéens.
53. Continuation du nerf pneumo-gastrique droit à la partie postérieure de l'œsophage.
54. — du nerf pneumo-gastrique gauche à la partie antérieure.
55. Filets trachéens de ces deux nerfs.
56. — bronchiques.
57. — œsophagiens.
58. Fréquentes anastomoses des pneumo-gastriques autour de l'œsophage.
59. Nerfs cardiaques droits fournis par les ganglions cervicaux du grand sympathique.
60. — cardiaques gauches.
61. Plexus cardiaque résultant de ces nerfs.
62. Ganglion cardiaque.
63. Plexus coronaire droit.
64. Filets ventriculaires.

☞ 79. Paquet intestinal.

Ouvrez le crochet placé à l'union du côlon transverse avec le côlon descendant, et amenez le paquet intestinal en avant en le portant de bas en haut.

a, Jéjunum.
b, Iléum.
c, Cœcum.
d, Insertion de l'intestin grêle.
e, Côlon ascendant.
f, — transverse.
Face interne du jéjunum.
g, Valvules conniventes.
h, Glande de Brunner.
i, Face interne de l'iléum.
k, Glandes de Peyer ou plaques gaufrées.
l, Appendice vermiculaire du cœcum.
m, Valvule cœcale.
n, Lèvres.

o, Freins.
p, Côlon ouvert pour montrer les cloisons incomplètes.
q, Bandelette longitudinale antérieure.
r, — postérieure externe.
s, — — interne.
t, Artère mésentérique supérieure.
u, Veine mésentérique supérieure ou grande mésaraïque.
v, Artère et veine colique supér. droite.
x, — moyenne.
y, — inférieure.
z, Ganglions mésentériques.
aa, — méso-coliques.
bb, Vaisseaux chylifères.

☞ 80. Estomac, duodénum et pancréas.

a, Estomac.
b, Grande courbure.
c, Petite courbure.
d, Insertion de l'œsophage dans l'estomac.
e, Cavité de l'estomac.
f, Ouverture cardiaque.
g, — pylorique.
h, Grand cul-de-sac.
i, Petit cul-de-sac.
k, Première portion du duodénum.
l, Seconde portion.
m, Troisième portion.
n, Pancréas.
o, Conduit pancréatique.
p, — accessoire au canal pancréatique.
q, Le même s'ouvrant dans le duodénum.
r, Canal cholédoque.
s, Ouverture des conduits pancréatique et cholédoque.
t, Artère coronaire.
u, Branche ascendante.
v, Artère gastro-épiploïque droite.
x, Rameau pancréatico-duodénal.
y, — de la mésentérique supérieure.
z, Artère gastro-épiploïque gauche.
aa, Rameaux courts fournis par la splénique.
bb, — pancréatiques.
cc, Terminaison du nerf pneumo-gastrique.
dd, — — pneumo-gastrique droit.
ee, Rameau se portant au plexus soléaire.

☞ 81. Vessie.

a, Vessie.
b, Sommet.
c, Col.
d, Canal déférent.
e, Vésicule spermatique.
f, Canal éjaculateur.
g, Prostate.
h, Uretères.
i, Cavité de la vessie.
k, Bas-fond.
l, Ouvertures des uretères.
m, Ouverture du canal de l'urèthre.
n, Trigone vésical.
o, Veru-montanum.
p, Ouverture des conduits éjaculateurs.
q, Artères vésicales.
r, Filets nerveux fournis par le plexus hypogastrique.

☞ 82. Portion gauche du gros intestin.

a, Colon descendant.
b, S. iliaque du colon.
c, Rectum.
d, Artère mésentérique inférieure.
e, — hémorrhoïdale moyenne.

☞ 83. M. diaphragme.

Un crochet placé à l'ouverture aortique le fixe à la colonne vertébrale ; ouvrez, et portez de bas en haut.

a, Aponévrose centrale.
b, Artère et nerf diaphragmatique supérieur.
c, Pilier droit.
d, — gauche.
e, Faisceau se portant du pilier droit au pilier gauche.
f, — — du pilier gauche au pilier droit.
g, Petite ouverture résultant de cet entre-croisement.
h, Ouverture pour l'œsophage et les nerfs pneumo-gastriques.
i, Ouverture pour l'aorte, le canal thoracique et la veine azygos.
k, — pour la veine cave inférieure.
l, Artère diaphragmatique droite.
m, — — gauche.
n, Veine diaphragmatique.
o, Portion du ganglion semi-lunaire droit et gauche.
p, Grand nerf splanchnique droit et gauche, passant entre les fibres diaphragmatiques.
q, Plexus diaphragmatique droit et gauche.

☞ 84. Foie, rate, reins et vaisseaux.

1. Foie.
2. Sillon longitudinal.
3. — transverse.
4. Éminence Porte postérieure ou lobe d'Espigel.
5. — — antérieure.
6. Dépression qui répond à l'estomac.
7. Enfoncement pour le côlon.
8. Disposition des branches de division de la portion antérieure de la veine porte.
9. Branche de division de l'artère hépatique pour le lobe droit.
10. Id. pour le lobe gauche.
11. Racines du canal hépatique.
12. Vésicule biliaire.
13. Canal hépatique.
14. — cistique.
15. — cholédoque.
16. Rate.
17. Rein ouvert.
18. Scissure.
19. Substance corticale ou granuleuse.
20. — médullaire ou tubuleuse formant des cônes (pyramides de Malpighi).
21. Mamelons.
22. Calices.
23. Bassinet.
24. Uretère.
25. Capsule surrénale.
26. Bosse répondant au rein.
27. Artère aorte.
28. — diaphragmatique.
29. — cœliaque.
30. — hépatique.
31. — pylorique.
32. — gastro-épiloïque droite.
33. Rameau cistique.
34. Artère splénique.
35. Rameaux pancréatiques.
36. Artère gastro-épiploïque gauche.
37. Rameaux courts.
38. Artère coronaire stomachique.
39. — mésentérique supérieure.
40. — capsulaire moyenne.
41. Artères et veines rénales.
42. Artère et veine spermatiques.
43. — mésentérique inférieure.
44. Artères lombaires.
45. Division de l'aorte formant les iliaques primitives.
46. Veine cave inférieure.
47. Ouverture des veines hépatiques.

48. Veine porte formée par la réunion des veines.
49. Mésentérique supérieure ou grande mésaraïque.
50. Petite mésaraïque.
51. Veine splénique.
52. Portion antérieure de la veine porte se distribuant au foie.
53. Ganglion semi-lunaire.
54. Plexus soléaire, point de départ des autres plexus.
55. — diaphragmatique.
56. — cœliaque.
57. — hépatique.
58. — coronaire stomachique.
59. — splénique.
60. Plexus mésentérique supérieur.
61. — rénal.
62. — lombo-aortique.
63. — mésentérique inférieur.
64. Continuation du plexus lombo-aortique pour former le plexus hypogastrique.
65. Filets du grand sympathique communiquant avec le plexus lombo-aortique.
66. Ganglions lymphatiques lombaires.
67. Branches fournies par la réunion de plusieurs vaisseaux lymphatiques allant au canal thoracique.
68. Vaisseaux chylifères allant au canal thoracique.

☞ 85. M. grand et petit psoas et iliaque.

Prélombo-trochantinien.

(Fléchit la cuisse sur le tronc.)

a, M. petit psoas.
b, — grand psoas.
c, — iliaque.
d, Branche de l'artère iléo-lombaire.
e, Artère iliaque antérieure.
f, Cordon spermatique.
g, Canal déférend.
h, Nerf fémoral cutané externe.
i, — inguinal.
k, Branche interne.
l, Branche externe.
m, Nerf crural.
n, Rameau pour le M. iliaque.
o, Terminaison du nerf crural.
p, Branche musculo-cutanée.
q, — perforante cutanée supérieure.
r, — — — inférieure.
s, Nerf du M. triceps.
t, — saphène.

☞ 86. M. grand droit antérieur de la tête.

Grand trachélo-sous-occipital.

(Fléchit la tête.)

a, Ganglion cervical supérieur.
b, Filet inférieur se portant au ganglion moyen.
c, Filets externes de ce ganglion s'anastomosant avec les paires cervicales.
d, Filets antérieurs.
e, — internes.

☞ 87. Moitié droite du pénis et testicule du même côté.

a, Gland.
b, Canal de l'urètre.
c, Fossette naviculaire.
d, Corps caverneux.
e, Tissu spongieux.
f, Artère dorsale.
g, Nerf pénien.
h, Testicule.
i, Corps d'Higmore.
k, Épididyme.
l, Tête.
m, Cordon spermatique.

n, Canal déférent.
o, Artère testiculaire.
p, Veine formant un lacis autour de l'artère et du canal déférent.

☞ 88. Moitié gauche du pénis et testicule.

a, Pénis.
b, Corps caverneux.
c, Gland.
d, Canal de l'urèthre.
e, Artère dorsale.
f. Veine dorsale.
g. N. du penis.
h, Testicule.
i, Épididyme.
k, Cordon spermatique.

☞ 89. Portion supérieure de la moitié gauche de la colonne vertébrale.

Faites glisser, de bas en haut.

1. Fosse postérieure de la base du crâne.
2. Portion mastoïdienne du temporal.
3. Canal vertébral.
4. Arc antérieur de l'atlas.
5. Arc postérieur.
6. Masse latérale.
7. Axis.
8. Apophyses transverses.
9. Tubercule antérieur.
10. — postérieur.
11. Trous de conjugaison.
12. Apophyses épineuses.
13. Ligament cervical.
14. Muscle long du cou.
15. — petit droit antérieur de la tête.
16. — droit latéral.
17. — inter-transversaire antérieur.
18. — scalène postérieur.
19. Portion du M. transversaire épineux.
20. M. grand oblique de la tête.
21. — petit oblique.
22. — grand droit postérieur de la tête.
23. — petit droit postérieur de la tête.
24. Muscles inter-épineux.
25. Insertion du muscle droit antérieur du cou.
26. — du ventre postérieur du muscle digastrique.
27. — du sterno-mastoïdien.
28. — du splénius.
29. — du grand complexus.
30. — du petit complexus.
31. Insertion de l'occipito-frontal.
32. Artère vertébrale.
33. Branche antérieure se distribuant au muscle droit du cou.
34. — postérieure.
35. Rameau méningé.
36. Artère cervicale profonde.
37. — et veine occipitales.
38. Origine de la veine jugulaire interne.
39. Veines rachidiennes superficielles postérieures.
40. Plexus veineux vertébral antérieur.
41. — — — postérieur.
42. — transverse faisant communiquer les deux précédents.
43. Portion de la membrane dure-mère.
44. Sinus latéral.
45. — occipital.
46. Confluent des sinus.
47. Sinus pétreux supérieur.
48. — — inférieur.
49. Huitième paire crânienne.
50. Neuvième paire, ou grand hypoglosse.
51. Nerf glosso-pharyngien formant à sa sortie, par le trou déchiré postérieur, le ganglion d'Andersh.
52. — pneumo-gastrique sortant du trou déchiré postérieur.
53. — accessoire de Willis.
54. — grand hypoglosse, sortant par le trou condyloïdien antérieur.
55. Première paire cervicale.

56. Branche postérieure.
57. — antérieure, s'anastomosant avec la deuxième paire.
58. Deuxième paire.
59. Branche supérieure s'anastomosant avec la branche antérieure de la première paire, formant une anse autour de l'apophyse transverse de l'atlas.
60. Filets se distribuant au muscle droit antérieur.
61. Branche inférieure de la deuxième paire.
62. — descendante interne.
63. — s'anastomosant avec la troisième paire.
64. Troisième paire.
65. Branche supérieure s'anastomosant avec la branche inférieure de la deuxième paire.
66. — inférieure s'anastomosant avec la quatrième paire.
67. Filet pour la branche descendante interne.
68. Branche antérieure de la quatrième paire.
69. Nerf phrénique.
70. Anastomose de la quatrieme paire avec la troisième, formant les nerfs sous-claviculaires et sus-acromiens.
71. Filet de communication de la quatrième paire avec la cinquième.
72. Cinquième paire.
73. Sixième paire, s'unissant à la précédente pour former le plexus axillaire.
74. Septième paire.
75. Huitième paire cervicale.
76. Branche postérieure de la deuxième paire.
77. Branches postérieures des paires cervicales.
78. Nerf vertébral.
79. Cordon de communication des ganglions.
80. Filets qui s'anastomosent avec les nerfs cervicaux.

☞ 90. Squelette de la jambe.

1. Fémur.
2. Condyle interne.
3. Condyle externe.
4. Rotule.
5. Tibia.
6. Extrémité supérieure
7. Tubérosité interne.
8. — externe.
9. Extrémité inférieure.
10. Malléole interne.
11. Corps.
12. Bord antérieur ou crête.
13. Péroné.
14. Extrémité supérieure ou tête.
15. — inférieure ou malléole externe.
16. Tarse.
17. Calcanéum.
18. Astragale.
19. Scaphoïde.
20. Premier cunéiforme.
21. Deuxième cunéiforme.
22. Troisième cunéiforme.
23. Cuboïde.
24, 24. Les cinq os du métatarse.
25, 25. Les cinq phalanges.
26, 26. Les quatre phalangines.
27, 27. Les cinq phalangettes.
28. Articulation fémoro-tibiale.
29. Bord extérieur des ligaments semi-lunaires.
30. Ligament latéral externe.
31. — rotulien antérieur.
32. — latéraux de la rotule.
33. — péronéo-tibial antérieur et supérieur.
34. péronéo-tibial postérieur et supérieur.
35. — inter-osseux.
36. — péronéo-tibial antérieur et inférieur.
37. Articulation tibio-tarsienne.

38. Ligament antérieur.
39. — postérieur.
40. Extrémité inférieure du triceps.
41. Portion du vaste interne.
42. — — externe.
43. — du tendon du droit antérieur.
44. — du troisième adducteur.
45. Tendon du M. demi-membraneux.
46. Portion allant s'attacher au condyle externe.
47. — — à la partie postérieure de la tubérosité interne du tibia.
48. Tendon du M. couturier droit interne et demi-tendineux formant la patte d'oie.
49. Attache supérieure du M. jambier antérieur.
50. — — du M. extenseur commun.
51. — du M. long péronier latéral.
52. — supérieure du M. soléaire.
53. — — des M. jumeaux.
54. — inférieure du M. biceps.
55. Portion supérieure du M. plantaire grêle.
56. Muscle poplité.
57. — fléchisseur commun des doigts.
58. — jambier postérieur.
59. — court péronier latéral.
60. Attache supérieure du M. extenseur propre du gros orteil.
61. — supérieure du M. long fléchisseur du gros orteil.
62. Tendon du M. long péronier latéral.
63. Insertion du tendon d'Achille au calcanéum.
64. Attache postérieure des M. superficiels de la plante des pieds.
65. — postérieure du M. accessoire du long fléchisseur commun.
66. Tendon du M. long fléchisseur propre du gros orteil.
67. — du M. jambier antérieur.
68. Portion qui s'attache au cuboïde.
69. — — au premier métatarsien.
70. Ligament annulaire du tarse.
71. Tendon de l'extenseur du gros orteil.
72. Tendons du M. pédieux.
73. — du M. extenseur commun des orteils.
74. — du M. court fléchisseur commun des orteils.
75. — du M. long fléchisseur commun des orteils.
76. Muscle court fléchisseur du gros orteil.
77. — fléchisseur du petit orteil.
78. — abducteur transverse.
79. Les trois M. inter-osseux plantaires.
80. Les quatre M. inter-osseux dorsaux.
81. Partie inférieure de l'artère crurale.
82. Rameaux musculaires.
83. Artère poplitée.
84. Première articulaire supérieure interne.
85. Deuxième articulaire interne.
86. Troisième articulaire interne.
87. Première articulaire externe.
88. Deuxième articulaire externe.
89. Artère articulaire antérieure.
90. — — postérieure ou jumelle.
91. — tibiale antérieure.
92. — récurrente fournie par cette artère.
93. Rameaux musculaires.
94. Artère malléolaire externe.
95. — — interne.
96. — pédieuse.
97. — sus-tarsienne interne.
98. — — externe.
99. — sus-métatarsienne.
100. Branches inter-osseuses.
101. Terminaison de la pédieuse passant entre les deux portions du M. premier inter-osseux pour s'anastomoser avec l'arcade plantaire profonde.
102. Artère inter-osseuse du premier espace.
103. Tronc tibio-péronier.
104. Artère nourricière du tibia.
105. — péronière.
106. Rameaux musculaires.
107. Artère péronière postérieure.

108. Rameaux articulaires.
109. Artère péronière antérieure.
110. Terminaison de cette artère sur le côté antérieur et externe du pied.
111. Artère tibiale postérieure.
112. Rameaux musculaires.
113. Rameau calcanéen.
114. Terminaison de cette artère formant l'arcade plantaire.
115. Artère collatérale externe du petit orteil.
116. Première inter-osseuse.
117. Deuxième inter-osseuse.
118. Troisième inter-osseuse.
119. Quatrième inter-osseuse.
120. Origine de la veine saphène interne.
121. Veine saphène interne.
122. Origine de la veine saphène externe.
123. Veine poplitée.
124. — saphène externe s'ouvrant dans la précédente.
125. — crurale.
126. Nerf saphène.
127. Branche récurrente ou rotulienne.
128. — directe ou jambière.
129. Rameaux se distribuant à la partie inférieure de la jambe.
130. Terminaison du grand N. sciatique.
131. Nerf sciatique poplité externe ou péronier.
132. Nerf saphène péronier.
133. Terminaison du N. sciatique poplité externe.
134. Nerf du M. jambier antérieur.
135. — musculo-cutané.
136. — tibial antérieure.
137. Branche interne de terminaison.
138. — externe.
139. Nerf sciatique poplité interne ou tibial.
140. Branche pour le jumeau interne.
141. — — — externe.
142. Nerf saphène tibial.
143. Terminaison du nerf précédent au côté externe du pied.
144. Branche pour le M. poplité.
145. — — soléaire.
146. — — jambier postérieur.
147. — — extenseur commun des orteils.
148. Rameau calcanéen.
149. Branche interne de terminaison ou N. plantaire interne.
150. Filets collatéraux des orteils.
151. Nerf plantaire externe.
152. Branche superficielle.
153. — profonde.

☞ 91. Tronc.

1. Base du crâne.
2. Trou occipital.
3. Portion du trou déchiré postérieure.
4. Vertèbre atlas.
5. Arc antérieur.
6. — postérieur.
7. Masse latérale.
8. Axis.
9. Septième vertèbre cervicale ou proéminente.
10. Vertèbre dorsale.
11. Corps des vertèbres dorsales.
12. Apophyses transverses.
13. — épineuses.
14. Vertèbres lombaires.
15. Corps.
16. Apophyses transverses.
17. — épineuses.
18, 18. Côtes.
19. Tête de la côte.
20. Tubérosité.
21. Angle.
22. Sacrum.
23. Base.
24. Sommet.
25. Trous sacrés antérieurs.
26. Coccix.
27. Os iliaque.
28. Crête iliaque.
29. Épine iliaque antérieure et supérieure.
30. — — — et inférieure.
31. Fosse iliaque interne.

32. Fosse iliaque externe.
33. Pubis.
34. Corps du pubis.
35. Branche horizontale.
36. — descendante.
37. Tubérosité de l'ischion.
38. Grand trochanter.
39. Cavité digitale.
40. Ligament vertébral commun antérieur.
41. Disques inter-vertébraux.
42. Ligaments vertébro-costaux.
43. — transverso-costaux.
44. Ligament iléo-lombaire.
45. Capsule de l'articulation iléo-fémorale.
46. Grand ligament sacro-sciatique.
47. M. grand droit antérieur de la tête du côté droit.
48. — petit droit antérieur de la tête.
49. — droit latéral.
50. — long du cou.
51. — scalène antérieur.
52. — — postérieur.
53. Portion du M. long du cou du côté gauche.
54. M. inter-costaux internes.
55. — — externes.
56. — sus-costaux.
57. — transversaire épineux.
58. Attache du M. scalène postérieure à la deuxième côte.
59. — du M. dentelé postérieure et supérieure.
60. — — — postérieure et inférieure.
61. Portion postérieure du M. transverse abdominal.
62. Feuillet aponévrotique moyen.
63. Coupe du feuillet postérieur.
64. M. carré lombaire recouvert du feuillet antérieur du M. transverse.
65. — inter-transversaires lombaires.
66. — obturateur interne.
67. Portion de ce muscle se réfléchissant en arrière pour s'attacher dans la cavité digitale.
68. M. ischio-coccygien.
69. Attache du M. pyramidal.
70. Muscle releveur de l'anus.
71. — obturateur externe.
72. — sphincter externe.
73. — jumeau supérieur.
74. — — inférieur.
75. — carré.
76. — troisième adducteur.
77. Portion crurale du triceps.
78. Vaste externe.
79. Muscle pectiné.
80. — ischio-caverneux.
81. — bulbo-caverneux.
82. Portion bulbaire.
83. — caverneuse.
84. Attache du M. grand fessier au fémur
85. — inférieure du moyen fessier
86. — supérieure du même muscle
87. — inférieure du petit fessier.
88. — supérieure du même muscle
89. — inférieure du grand psoas et iliaque au petit trochanter
90. Portion supérieure du M. droit antérieur.
91. — qui s'attache à l'épine iliaque antérieure et inférieure.
92. — qui renforce le bourrelet cotyloïdien.
93. — du pilier droit du M. diaphragme.
94. — du pilier gauche.
95. Attache supérieure du M. psoas.
96. Partie postérieure du corps caverneux.
97. Artère inter-costale supérieure.
98, 98. Artères inter-costales aortiques.
99. — lombaires.
100. Branches postérieures ou dorso-spinales.
101. — antérieures.
102. Artère sacrée moyenne.
103. — iliaque primitive droite et gauche.
104. — iliaque interne ou hypogastrique.
105. — iléo-lombaire.
106. — sacrée latérale.
107. — fessière.

108. Artère ombilicale.
109. — hémorrhoïdale moyenne.
110. — vésicale.
111. — sciatique.
112. — honteuse interne.
113. Branche inférieure ou périnéale.
114. — supérieure ou pénienne.
115. Artère iliaque externe.
116. — épigastrique.
117. — obturatrice.
118. — iliaque antérieure.
119. — crurale.
120. — tégumenteuse abdominale.
121. — première honteuse externe ou sous-cutanée.
122. — deuxième honteuse externe ou sous-aponévrotique.
123. — crurale profonde.
124. — circonflexe interne ou postérieure.
125. Rameau articulaire.
126. Artère circonflexe externe ou antérieure.
127. Rameau ascendant s'anastomosant avec l'artère fessière.
128, 128. Artères perforantes.
129. Arcade veineuse dorsale du pied.
130. Origine de la veine saphène externe.
131. — — — interne.
132. Sa terminaison.
133. Veine crurale.
134. — iliaque externe.
135. — — interne.
136. — — primitive.
137. Artère et veine spermatique.
138. Veine axillaire droite.
139. — céphalique.
140. Artère et veine sous-clavière droite.
141. Veine azygos.
142. — demi-azygos.
143. — précédente s'ouvrant dans la première veine vertébro-lombaire.
144. Veines inter-costales.
145. Tronc commun aux veines inter-costales supérieures.
146. Racines du canal thoracique.
147. Réservoir de Pecquet.
148. Branches collatérales.
149. Canal thoracique.
150. Portion de l'uretère droit.
151. Canal déférent.
152. Moelle épinière à la région cervicale
153. Racines antérieures.
154. — postérieures.
155. Première paire dorsale.
156. Plexus axillaire.
157. Deuxième paire dorsale.
158. Troisième paire dorsale.
159. Quatrième paire dorsale.
160. Cinquième paire dorsale.
161. Sixième paire dorsale.
162. Septième paire dorsale.
163. Huitième paire dorsale.
164. Neuvième paire dorsale.
165. Dixième paire dorsale.
166. Onzième paire dorsale.
167. Douzième paire dorsale.
168. Branche abdominale.
169. — perforante.
170. — postérieure des paires dorsa[illegible]
171. Première paire lombaire.
172. Deuxième paire lombaire.
173. Troisième paire lombaire.
174. Quatrième paire lombaire.
175. Cinquième paire lombaire.
176. Branche abdominale.
177. Nerf cutané fémoral externe.
178. — inguinal.
179. — obturateur.
180. Terminaison de ce nerf pour les trois adducteurs et le droit interne.
181. Nerf crural.
182. — lombo-sacré.
183. — saphène.
184. Portion du nerf accessoire au nerf saphène.
185. Branche se distribuant au M. triceps.
186. Première paire sacrée.
187. Deuxième paire sacrée.
188. Troisième paire sacrée.
189. Quatrième paire sacrée.
190. Plexus sacré.
191. Nerf fessier supérieur.
192. — fessier inf. ou petit N. sciatique.
193. — honteux.
194. Branche superficielle du périnée.
195. — profonde ou pénienne

196. Nerf anal.
197. — du M. releveur de l'anus.
198. — du M. obturateur interne.
199. Grand nerf sciatique.
200. Rameau pour le troisième adducteur.
201. — pour les M. de la partie postérieure de la cuisse.
202. Ganglion cervical inférieur.
203. Grand sympathique à la région dorsale.
204. Ganglion.
205. Filets externes s'anastomosant avec les nerfs dorsaux.
206. — concourant à la formation du
207. Grand splanchnique.
208. Petit nerf splanchnique.
209. Portion lombaire du grand sympathique.
210. Filets externes s'anastomosant aux nerfs lombaires.
211. Filets internes se portant au plexus lombo-aortique.
212. Portion sacrée du grand sympathique.
213. Plexus hypogastrique.
214. Muscle trapèze.
215. — sous-épineux.
216. — petit rond.
217. — grand rond.
218. Portion du M. deltoïde.
219. Muscle grand dorsal.
220. — grand dentelé.
221. Portion du M. grand oblique.
222. Espace triangulaire entre le grand oblique et le grand dorsal, où on voit les fibres du petit oblique.
223. Muscle grand fessier.
224. — moyen fessier.
225. — facia-lata.
226. — couturier.
227. — droit antérieur.
228. Vaste externe.
229. — interne.
230. Muscle premier adducteur.
231. — droit interne.
232. — demi-membraneux.
233. — demi-tendineux.
234. — biceps.
235. — jumeaux.
236. — soléaire.
237. — tendon d'Achille.
238. — long péronier latéral.
239. — extenseur commun.
240. — jambier postérieur.
241. Arcade crurale.
242. Aponévrose facia-iliaca.
243. Aponévrose facia-lata.

☞ 92. Membre thoracique droit.

1. Muscle deltoïde.
2. Triceps brachial.
3. Biceps.
4. — coraco-brachial.
5. — brachial antérieur.
6. — long supinateur.
7. — premier radial externe.
8. — deuxième radial externe.
9. — extenseur commun des doigts.
10. — — propre du petit doigt.
11. — cubital postérieur.
12. — anconé.
13. — cubital interne.
14. — petit palmaire.
15. — grand palmaire.
16. — rond pronateur.
17. Biceps fléchisseur sublime.
18. Ligament annulaire antérieur.
19. — — postérieur.
20. Muscle court abducteur du pouce.
21. — abducteur du petit doigt.
22. Veines collatérales des doigts.
23. Arcade veineuse dorsale.
24. Veine céphalique du pouce.
25. — salvatelle.
26. — radiale.
27. — cubitale antérieure.
28. — — postérieure.
29. — médiane commune.
30. — — basilique.
31. — — céphalique.
32. — céphalique.
33. — basilique.

PARIS. — TYPOGRAPHIE DE FIRMIN DIDOT FRÈRES, FILS ET Cie, RUE JACOB, 56.

PRIX :

1. — *Modèle d'homme* **COMPLET**, de 1 m. 80 cent. . . . . 3000 fr.
2. — *Modèle d'homme* **COMPLET**, de 1 m. 16 cent. (3 pieds 1/2). 1000
3. — *Modèle de* 82 cent. (2 pieds 1/2), offrant tous les détails nécessaires pour le médecin praticien. 500
4. — *Tout petit modèle* de 55 cent. (1 pied 1/2), aussi complet que celui de 500 fr. 300
5. — *Modèle d'homme* de 1 m. 80 cent. (5 pieds 1/2), *pour les vaisseaux lymphatiques*. 3000
6. — *Modèle d'homme* **INCOMPLET**, de 1 m. 80 cent., destiné à *l'enseignement de l'Histoire naturelle dans les Colléges*. 1000
7. — *Modèle d'homme* **INCOMPLET** *de* 1 m. 16 cent. (3 pieds 1/2), disposé comme le précédent. 500
8. — *Modèle de femme*, montrant les muscles et les vaisseaux de la couche superficielle en place, l'appareil interne et externe de la génération, et dans les cavités thoracique et abdominale, tous les organes que l'on peut enlever séparément. 1000
9. — *Bassin de femme*, avec les organes de la génération, internes et externes, les *aponévroses* du périnée, les vaisseaux et les nerfs. . . 300
10. — *Pubis de femme* avec les organes de la génération, internes et externes 150
11. — *Ovologie*.—Collection de plus de 20 pièces, reproduites avec un grossissement énorme, montrant, presque jour par jour, toutes les modifications que subit l'ovule, jusqu'à la formation de l'embryon. 200
12. — 8 *utérus* avec le produit de la conception au 1er, 2e, 3e, 4e, 7e et 9e mois. 300
13. — ŒUF D'EPYORNIS, 148 fois plus gros que l'œuf de poule sur lequel on peut étudier la structure de l'œuf frais et suivre la formation du germe jusqu'à son complet développement. 100
14. — *Bassin d'homme* avec les organes de la génération, internes et externes, les muscles, *les aponévroses du périnée*. 300
15. — *Cerveau*, *cervelet*, *protubérance annulaire* et *bulbe rachidien*, montrant les détails les plus minutieux du système nerveux. 150
16. — *Cervelet*, *moelle épinière*, avec l'origine des nerfs spinaux, racines antérieures et postérieures. 50
17. — *Cœur d'adulte*, se divisant en deux moitiés, montrant les vaisseaux, les nerfs, les valvules. 50
18. — *Cœur de fœtus* de grande dimension. 50
19. — *Œil* **COMPLET** de très-grande dimension. 60
20. — *Le même coupé verticalement*. 60
21. — *Oreille*, temporal de 60 cent. montrant l'oreille interne, externe et moyenne, dans ses plus petits détails. 150
22. — *Oreille* moitié moins grande que la précédente, offrant les mêmes détails. 100
23. — *Oreille des oiseaux*, dans des proportions gigantesques. 50
24. — *Oreille des poissons*, dans des proportions gigantesques. 50
25. — *Larynx* de grande dimension, cartilages, muscles, vaisseaux et nerfs. 10
26. — *Larynx* de grande dimension, avec la trachée-artère, la division des bronches 30
27. — *Moitié de tête* de grande dimension, montrant jusque dans leurs plus petits détails toutes les parties qui se trouvent à la base du crâne. 250
28. — *La même*, montrant seulement les organes de la mastication, de l'insalivation, de la déglutition, de la voix, du goût, de l'odorat. 150

29. — *Cheval* **COMPLET** *de* 1 m. 30 cent., anatomie complète....... 4000 fr.
30. — *Cheval* **INCOMPLET**.. 2000
31. — *Mâchoires du cheval.* Collection composée de 30 types différents. 200
32. — *Tableau* montrant en relief la forme et l'organisation de toutes les dents du cheval.. 15
33. — *Mâchoires du bœuf.* Collection composée de 14 types différents. 100
34. — *Tares osseuses*, composées d'os secs. Collection de 50 pièces montrant la maladie aux différents degrés de développement... 200
35. — *Jambe de cheval, saine*, écorchée, avec 14 pièces de rechange, montrant toutes les tares osseuses............................ 100
36. — *Jambe écorchée*, avec les tares osseuses, en place.......... 50
37. — *Jambe* recouverte par la peau, avec les tares osseuses, en place.. 50
38. — *Jambe* saine et recouverte de la peau seulement............. 50
39. — *Jambe à la condition de squelette*, composée de 13 os différents. 50
40. — *Tares molles*, jambe sur laquelle se trouvent des exemples de *molettes, vésigond, capelet*.................................... 50
41. — *Pied du cheval.* Toutes les parties se détachant séparément.. 50
42. — *Sabot du cheval* se décomposant à la manière de Bracy-Clark. 15
43. — DINDON. — *Meleagris*, Linn., comme type DES VOLATILES, anatomie complète.. 300
44. — SERPENT. — *Boa constrictor* de 2 m. 20 cent. de long, anatomie complète, comme type DES REPTILES............................ 300
45. — TÊTE DE VIPÈRE, considérablement grossie................... 100
46. — PERCHE DE MER. *Sciæna aquila*, 1 m. 50 cent. de long, anatomie complète.. 500
47. — HANNETON, comme type DES INSECTES, considérablement grossi. 250
48. — COLIMAÇON, comme type DES MOLLUSQUES...........Id... 250
49. — SANGSUE, comme type DES ANNÉLIDES.................Id... 200
50. — VER A SOIE, comme type *de l'insecte à l'état de larve*..Id... 250
51. — PAPILLON DU VER A SOIE, mâle et femelle. Chaque 100 francs.Id... 200
52. — ABEILLE, grossissement considérable, reine, mâle, cirière, ouvrière, et avec un gâteau de cire...............Id... 200
53. — *Anatomie comparative.* Pour montrer comment s'opèrent les principales fonctions de la vie dans toute la série animale : *Digestion, respiration, circulation, l'innervation.* Collection de plus de 30 pièces.. 1000

POUR SE PROCURER DES PRÉPARATIONS D'ANATOMIE CLASTIQUE, IL SUFFIT D'ADRESSER UNE DEMANDE AU DOCTEUR AUZOUX, RUE ANTOINE-DUBOIS, 2, ET LES FONDS, SOIT PAR UN BON SUR LA POSTE OU SUR UN BANQUIER DE PARIS.

Au prix fixé par le **Catalogue**, *on doit ajouter, pour l'emballage, caisse spatule et support*, 60 *fr. pour le grand modèle*, 50 *fr. pour le moyen, et* 100 *fr. pour le cheval.*

Paris. — Typographie de Firmin Didot frères, fils et Ce, rue Jacob, 56.

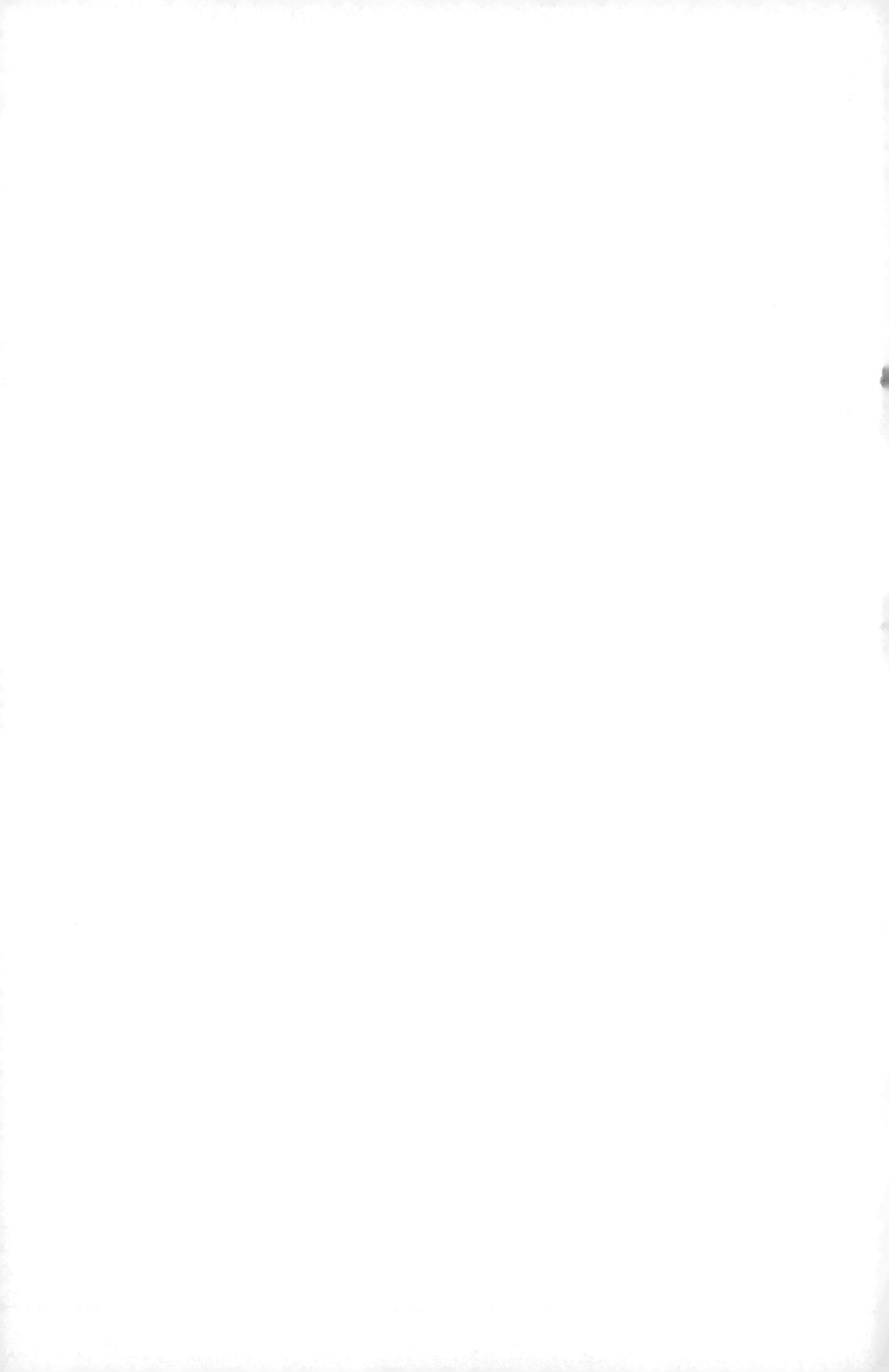

www.ingramcontent.com/pod-product-compliance
Ingram Content Group UK Ltd.
Pitfield, Milton Keynes, MK11 3LW, UK
UKHW020516180726
13839UKWH00005B/2112

9 782329 570631